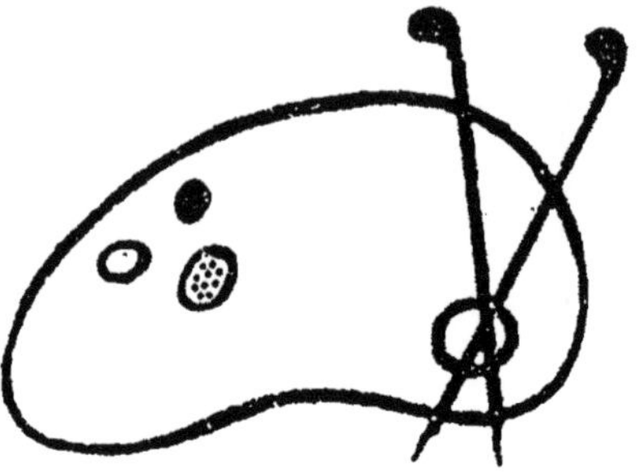

Couvertures supérieure et inférieure
en couleur

L'Amiboïsme

des

Cellules Nerveuses

Critique des théories édifiées sur cette doctrine

PAR

Jules SOURY

DIRECTEUR D'ÉTUDES A L'ÉCOLE PRATIQUE DES HAUTES ÉTUDES
A LA SORBONNE

Extrait de *La Presse médicale* (N°, 12 Juin 1901)

PARIS

C. NAUD, ÉDITEUR
3, RUE RACINE

1901

(5)

L'AMIBOISME

DES

CELLULES NERVEUSES

Critique des théories édifiées sur cette doctrine

PAR

Jules SOURY

DIRECTEUR D'ÉTUDES A L'ÉCOLE PRATIQUE DES HAUTES-ÉTUDES
A LA SORBONNE

Extrait de *La Presse médicale* (N° 47, 12 Juin 1901).

PARIS

C. NAUD, ÉDITEUR

3, RUE RACINE, 3

1901

L'AMIBOISME

DES

CELLULES NERVEUSES

Critique des théories édifiées sur cette doctrine.

Contre cette doctrine d'erreur, nous n'avons, dès l'origine, cessé de nous élever[1]. Les savants belges et français qui n'ont pas craint d'introduire, dans l'enseignement supérieur

---

1. Voir JULES SOURY. — « L'amiboïsme des cellules nerveuses ». *Revue générale des sciences*, 1898, p. 370 sq. La théorie histologique du sommeil n'a pas seulement épaissi les ténèbres qui planent toujours sur la nature véritable des causes de ce phénomène ; elle a fait bien pis, elle a créé chez beaucoup d'esprits de bonne foi l'illusion du savoir, malgré l'avertissement de Kölliker lui-même. Nous avons montré qu'aucun des textes de Rabl-Rückhard et de Wiedersheim, qu'on invoque sans cesse pour l'hypothèse, absolument gratuite, des mouvements amiboïdes des prolongements des neurones adultes, ne contient rien de ce qu'on suppose y être ; et cela d'après les déclarations que nous tenons de Wiedersheim lui-même et que nous avons rendues publiques.

de la médecine et de la psychologie, ce qui nous a toujours paru, avec Kölliker, Ramon y Cajal, M. von Lenhossek, Van Gehuchten, Lugaro et nombre d'autres histologistes, de pures spéculations et de simples rêveries, sont peut-être d'autant moins excusables qu'ils n'ont fourni aucune vérification expérimentale de ces hypothèses. Kölliker a particulièrement déclaré que les observations alléguées par les tenants de l'amiboïsme des cellules nerveuses développées n'ont aucun fondement dans la réalité. La plasticité physiologique de ces neurones (il ne s'agit pas des neuroblastes) n'a rien à faire, naturellement, avec le prétendu amiboïsme du protoplasma cellulaire des neurones adultes.

Les travaux de laboratoire de l'Institut Solvay, de Bruxelles, ont, depuis quelque temps, pris une tournure toujours plus scientifique, et les derniers mémoires de Mlle Micheline Stéfanowska, en particulier, *Sur la localisation des altérations produites par l'éther* dans l'encéphale des petits mammifères, et sur le *Mode de formation des varicosités dans les prolongements des cellules nerveuses*, nous

paraissent marqués au coin de la véritable
méthode expérimentale[1].

Ce n'est qu'après avoir exploré toutes les
régions de l'écorce, du pôle frontal au pôle
occipital, au moyen de coupes sériées, que
les altérations réalisées dans le manteau par
les inhalations d'éther ont apparu à l'auteur,
non plus diffuses, mais localisées en un certain nombre de foyers, sur certaines circon-
volutions à l'exclusion des autres, et prédo-
minantes dans certaines couches stratifiées
de l'écorce. Ainsi les lésions les plus graves
résultant de l'anesthésie profonde et prolongée de l'éther ont été relevées, sur les souris
blanches, dans le lobe (non dans le bulbe)
olfactif, dans la partie inférieure du lobe lim-
bique, et, en diminuant, dans le lobe tempo-
ral. L'aspect des lobes pariétaux et occipitaux
était « absolument normal »; les dendrites
des cellules nerveuses de ces régions étaient
couverts de leurs appendices piriformes[2] et

---

1. INSTITUT SOLVAY. — Travaux de laboratoire publiés
par Paul Heger (1900-1), T. III-IV, Bruxelles, in-8° avec
figures.
2. La réalité objective, plusieurs fois révoquée en doute,

dépourvus de perles ou varicosités. Au contraire, les prolongements des neurones des régions cérébrales électivement altérées par l'éther offraient, avec la disparition des appendices piriformes, l'aspect variqueux ou moniliforme. Dans la couche moléculaire, les fibres tangentielles et les rameaux ascendants des dentrites étaient variqueux.

Les recherches de l'auteur ne se sont pas bornées à l'étude anatomo-pathologique de l'écorce. L'examen des coupes sériées de la

---

de ces appendices épineux des dendrites, que fait apparaître la coloration de Golgi, a été démontrée par Ramon y Cajal au moyen d'un autre procédé que la réaction noire par le chromate d'argent : il a réussi à les rendre manifestes avec la coloration au bleu de méthylène. Il soumet le tissu vivant, sectionné *in situ*, à l'action directe d'une solution saturée du bleu de méthylène et d'une certaine quantité de poudre de cette substance. Les morceaux excisés (de 2 à 3 millimètres d'épaisseur) sont, après trois quarts d'heure, traités par la méthode de Bethe. Sur les préparations ainsi obtenues, les appendices collatéraux des dendrites se présentent avec les mêmes caractères que dans la réaction noire, c'est-à-dire constitués par un prolongement extrêmement ténu, terminé à l'extrémité par une sorte de bouton minuscule. Avec la méthode ordinaire de coloration d'Ehrlich-Dogiel, les épines n'apparaissent point ; on voit des varicosités que Cajal considère comme la production d'une altération post-mortem, probablement due à l'action de l'air, inséparable de cette méthode de coloration.

base du télencéphale, du diencéphale, du mésencéphale, de la protubérance et du bulbe ont, en quelque sorte, jeté les fondements d'une étude future, plus approfondie. Le noyau caudé et le *putamen* ont été trouvés indemnes, tandis que les lésions caractéristiques furent relevées dans le *globus pallidus*, dans les noyaux thalamiques (surtout dans le noyau interne et le *pulvinar*, le noyau externe étant bien moins altéré), dans les corps genouillés, les tubercules quadrijumeaux, la protubérance et la moelle allongée.

En variant les expériences de narcose à tous les degrés d'intensité et de durée, l'auteur a constaté que la disparition des appendices piriformes et l'aspect moniliforme des prolongements des dendrites n'entraînent point fatalement la mort du neurone : si les conditions de durée et d'intensité de l'intoxication ne dépassent pas une certaine limite et que la survie du petit mammifère soit assez longue, les éléments nerveux se réparent, quoique avec une grande lenteur. Quel que soit l'agent employé par l'expérimentateur pour provoquer ces perturbations plus ou moins profondes dans la vie normale du neurone, éther, gaz d'éclairage, électricité, etc., l'état variqueux, effet d'un trouble de la nutrition, est susceptible d'amendement et de réparation : c'est un état pathologique.

L'opinion des savants qui, dans l'état perlé des dendrites, ont cru voir un état physiologique, est hautement désavouée par Mlle Micheline Stéfanowska. Nous insistons sur ce point de fait et de doctrine, car on sait que les expériences de Stéfanowska ont précisément été invoquées pour la création de toutes pièces de l'amiboïsme cellulaire et de la théorie histologique du sommeil de M. Mathias Duval, voire de l'anesthésie et de la paralysie hystériques, par M. le professeur Lépine, de Lyon, corollaires, estimait-on, de ces prétendues réactions physiologiques du protoplasma cellulaire des neurones adultes [1].

---

1. M. DUVAL. — « Hypothèses sur la physiologie des centres nerveux; théorie histologique du sommeil ». *Comptes rendus de la Société de biologie*, 1895, 2 Février; 1895, 9 Février. — Cf. « Théorie mécanique de la paralysie hystérique, du somnambulisme, du sommeil naturel et de la distraction », par R. Lépine, *Ibid.* Dès 1894, Lépine, résumant en termes d'une clarté et d'une précision parfaites, l' « hypothèse mécanique » dont il s'agit, ajoutait : « Qui sait si un observateur ne parviendra pas à

L'hypothèse de Rabl-Rückhard sur l'amiboïsme des cellules nerveuses du cerveau,
pour l'explication des processus psychiques,
ne reposait point sur des observations. Opposé
aux idées, alors nouvelles, de Golgi et de
Nansen, sur les fonctions trophiques des
expansions protoplasmiques, Rabl-Rückhard
admettait encore que ces prolongements don-
naient naissance, par l'intermédiaire de nombreux ramuscules, à un reticulum de fibrilles
nerveuses (*neurospongium*) : ce réseau nerveux devait jouer un rôle extrêmement im-
portant dans tous les processus de l'activité
supérieure du névraxe : là étaient, toujours
par hypothèse, et le siège et les voies de ces
échanges entre les processus moléculaires
qui sont comme le côté objectif des processus
psychiques. On devait admettre, par exemple,
que les cellules pyramidale de l'écorce sont
le substratum d'un certain nombre de repré-

---

saisir chez quelque animal inférieur, à l'état de vie, des
mouvements dans les prolongements des cellules nerveuses ?
Mon hypothèse acquerrait, *ce jour-là*, une base, et la
pathogénie que je propose aujourd'hui avec réserve, un
commencement de démonstration. » « Sur un cas d'hystérie à forme particulière ». *Revue de médecine*, 1894, 10 Août.

sentations et de souvenirs dont la somme
constitue la mémoire.

Il me semble, écrivait Rabl-Rückhard, que
l'on comprend mieux comment ont lieu les
rapports réciproques entre les cellules nerveuses, si l'on admet que le fin réseau nerveux du neurospongium est animé, pendant
l'activité fonctionnelle du cerveau, de mouvements; bref, si l'on imagine que « les prolongements protoplasmiques des cellules nerveuses, constituant ce réseau, sont soumis au
jeu des changements amiboïdes [1] ». Au cours
de sa rêverie, ce savant se représentait ainsi
le mécanisme des processus de l'intelligence.
La rupture ou l'écart de deux ramuscules du
réseau correspondrait à ce qu'on appelle
« perdre le fil de ses pensées »; une association d'idées résulterait, au contraire, de la
liaison de plusieurs cellules nerveuses par le
canal des prolongements protoplasmiques de
ces cellules, animées de mouvements ami-

---

1. RABL-RUCKHARD. — « Sind die Ganglienzellen amö-
boid? Eine Hypothese sur Mechanik psychischer Vor-
gänge ». *Neurol. Centralbl.*, 1890, p. 199 sq.

boïdes ; le ralentissement de l'activité psy-
chique serait dû à une diminution correspon-
dante dans les mouvements de ces expansions. Déjà Rabl-Rückhard avait étendu cette
interprétation tout hypothétique à nombre
d'états psychiques normaux et pathologiques,
tels que le *sommeil* et les *rêves*, l'*hypno-
tisme*, etc. ; ces phénomènes n'étaient peut-
être que des paralysies partielles des mouvements des prolongements protoplasmiques
des cellules nerveuses. A la vérité, de pareils
mouvements, on ne savait rien, confessait
Rabl-Rückhard ; ils étaient peut-être pos-
sibles, voilà tout.

Contre l'hypothèse de Rabl-Rückhard,
von Lenhossek, avant ou en même temps que
Kölliker et que S. Ramon y Cajal, faisait
valoir une objection, de nature histologique,
sur la lenteur du développement des dendrites de l'écorce du cerveau et du cervelet,
contre l'hypothèse du savant allemand et de
ceux qui supposent que les expansions protoplasmiques des cellules nerveuses ne sont
point des formes anatomiques à morphologie
fixe, mais sont constamment animées de

mouvements amiboïdes [1]. Certes, pendant
quelque temps, ces auteurs ont pu invoquer
les observations de Wiedersheim (*Anat. Anz.*,
déc., 1890) sur les mouvements amiboïdes
qu'il croyait avoir observés sur de prétendues cellules nerveuses du cerveau de *Leptodora hyalina*. Mais, depuis, la nature nerveuse des éléments mobiles de ce petit
crustacé transparent a été révoquée en doute
par Widersheim lui-même ; je l'ai établi ailleurs.

L'ignorance où l'on se tient, dirait-on,
volontairement des textes originaux sur cette
question capitale de l'amiboïsme des neurones ne laisse point d'être assez extraordi-
naire. Car s'il était prouvé, comme on l'admet
par provision, au moins en France, que des
états donnés de conscience, l'association des
idées, les impulsions volontaires, le sommeil
et la veille, etc., peuvent résulter soit de
changements temporaires dans les connexions des prolongements des cellules ner-

---

1. M. v. LENHOSSEK. — « Der feinere Bau des Nerven-
systems im Lichte neuester Forschungen, 1895, 2te Aufl.,
p. 51.

veuses, soit de dispositions et de groupements variés et variables de ces éléments histologiques, on posséderait une démonstration anatomique de la base physique des processus mentaux. Si des mouvements amiboïdes se produisaient en réalité dans le corps et dans les prolongements des neurones, on surprendrait, d'une manière directe, l'aspect en quelque sorte objectif des processus de l'intelligence. Or, c'est ce qui n'est pas. Et voici quelques déclarations du plus illustre des histologistes contemporains, de Kölliker, qui ont précédé de bien des années les constatations confirmatives de Micheline Stéfanowska :

« 1º Si les extrémités des dendrites et des axones étaient animées de mouvements amiboïdes, plusieurs fonctions du système nerveux s'expliqueraient facilement en apparence, par exemple la production plus ou moins facile ou difficile de simples *impressions sensibles*, de *réflexes*, d'*associations*; puis le *sommeil* et le *réveil*, l'*hynoptisme*, l'*hystérie* et autres phénomènes du domaine de la pathologie.

« 2° Comme des substances paralysantes, telles que l'éther et le chloroforme, paralysent et abolissent les mouvements des cils vibratiles, des filaments spermatiques, des infusoires et des leucocytes, leur influence sur le système nerveux s'expliquerait dans la théorie dont il s'agit.

« 3° Mais *pas un seul fait certain n'atteste l'existence de mouvements amiboïdes*, soit des *dendrites*, soit des arborisations terminales des *neuraxones*. Les observations de Wiedersheim sur *Leptodora* sont, pour diverses raisons faciles à concevoir, peu concluantes pour l'hypothèse nouvelle. En outre, Duval attache au fait établi pour la première fois, soit dit en passant, par Kölliker[1], que le curare paralyse surtout les terminaisons nerveuses dans les muscles, une importance qu'il n'a point dans cette question. Il en faut dire autant des observations invoquées par ce savant français touchant les mouvements semblables à ceux des cils vibratiles des pro-

---

1. KÖLLIKER. — *Virchow's Archiv*, 1856, Bd X.

longements périphériques de certaines cellules olfactives (Max Schultze)[1]. »

Dans sa seconde communication, où il commentait l'hypothèse, identique et antérieure à la sienne, de Lépine, qui tenait pour possible qu'une rétraction, un « retrait », et un rétablissement des prolongements ou terminaisons des neurodendrones fussent dus à des « modifications chimiques du protoplasma cellulaire », Mathias Duval croyait entrevoir que les cellules nerveuses peuvent présenter des phénomènes de chimiotropisme soit positif, soit négatif, c'est-à-dire qu'on peut « ramener facilement les actes nerveux dits de dynamogenèse et ceux dits d'inhibition à des processus élémentaires tels que ceux qu'on observe directement chez les leucocytes ».

Or, en opposition formelle avec M. Duval, Kölliker rappelle que le chimiotropisme

---

1. KÖLLIKER. — « Kritik der Hypothesen von Rabl-Rückhard und Duval über amoeboïde Bewegungen der Neurodendren ». *Sitzungsb. d. Würzb. Physik-media. Gesellsch.*, 1895, VI, Sitzung von 9 März 1895. — Cf. *Handb. der Gewebelehre des Menschen*, 6te Aufl., 1896, II, 803 sq.

positif des leucocytes, tel qu'on l'observe,
repose sur le fait que ceux-ci sont attirés
par des produits de décomposition ou
dans certains tissus en voie d'involution régressive. Comment les processus chimiques
qui s'accomplissent au sein de tissus nerveux
normaux pourraient-ils jouer le rôle qui leur
est attribué? S'il était démontré que les leucocytes, comme les myxomycètes, vont au-
devant de l'oxygène et présentent une chimio-
taxie négative pour les liquides qui contien-
nent une quantité moindre de ce gaz, on se
pourrait faire quelque idée des états variés
que présenterait l'amiboïsme prétendu des
neurodendrones; mais ici encore, affirmait
Kölliker, il n'existe *aucun fait* de nature
à appuyer l'hypothèse.

Il y a, au contraire, des faits qui s'opposent
à ce qu'on admette l'hypothèse de mouvements amiboïdes des extrémités des arborisations nerveuses des neurones. Les voici :

« I. Le fait que *les cylindraxes ne sont pas
contractiles*, et ne sauraient, ni par des excitations électriques, ni par des excitations mé-
caniques, être mis en état de contraction;

« II. Le fait que, dans les parties transpa-
rentes d'animaux observés vivants, on n'aper-
çoit aucun mouvement des extrémités nerveuses (larves de batraciens et de siredons,
extrémités nerveuses de la tête de l'am-
phioxus); .

« III. Le fait que les cylindraxes ne sont
point formés de simple protoplasma de consis-
tance molle, mais sont relativement solides et
organisés (fibrillaires). »

Les conséquences de l'hypothèse combattue
ainsi par Kölliker ne seraient pas moins
graves. Si les extrémités des neurodendrones
étaient animées de mouvements amiboïdes,
ces mouvements auraient lieu, comme chez
les leucocytes, d'une manière ininterrompue,
pendant toute la vie, dans les conditions or-
dinaires, sous l'influence de l'arrivée des ma-
tières nutritives, aux températures moyennes.
Comment, au cas où quelque chose de pareil
se passerait dans le cerveau, comment une
stabilité quelconque des processus psychiques
serait - elle possible ? Comment la pensée
pourrait-elle s'exercer quelque temps avec
suite ? Comment pourrait-on tenir un dis-

cours ou accomplir un travail dans lesquels existeraient quelque ordre et quelque convenance ?

Tout ce qu'on sait sur les fonctions des fibres nerveuses atteste que ces fibres, sans changer de formes, simplement en vertu de vibrations moléculaires et de processus chimiques, accomplissent leurs fonctions. Ajoutez qu'on ne saurait raisonnablement douter, témoigne encore Kölliker lui-même, que « les fonctions les plus essentielles du système nerveux, les processus psychiques en particulier, ne soient surtout liées aux *cellules nerveuses* : 1° Les *cellules nerveuses* tirent d'elles-mêmes, par développement, leurs *fibres nerveuses*; elles les nourrissent, et, quand ces fibres sont détruites, les régénèrent; 2° un grand nombre de poisons agissent électivement sur la *substance grise*, tels que la strychnine, la nicotine, la morphine, la vératrine, etc.; 3° Les *cellules nerveuses* possèdent, selon toute apparence, une structure plus compliquée que les *fibres nerveuses*, et ces *cellules* semblent même se comporter différemment, au point de vue fonctionnel, dans les diffé-

rentes parties du système nerveux, etc. »
Bref, les facteurs essentiels des fonctions psychiques de la *sensation*, de la *conscience*, de
la *volonté*, de la *mémoire*, de la *pensée*, sont
les *cellules nerveuses*. Ces organites parti-
cipent à ces fonctions par toutes leurs parties,
c'est-à-dire « comme neurodendrones entiers,
avec tous leurs prolongements ».

Mais, nous le répétons, la plasticité physiologique des neurones n'a rien à faire avec
leur prétendu amiboïsme. A ce point de vue,
Kölliker estime digne de considération une
hypothèse de S. Ramon y Cajal : l'exercice
et l'effort continu de l'intelligence ne peuvent-
ils produire, même chez l'adulte, de nouvelles connexions dans le cerveau? Les extrémités des neurodendrones ne peuvent-elles,
dans ces conditions, s'allonger et s'étendre
d'une manière progressive et *permanente?* Si
l'on prend garde que les neurodendrones,
avec leurs dendrites et leurs axones, subissent manifestement un développement lent et
continu, même pendant les périodes post-
embryonnaires, au cours de la croissance du
système nerveux, et qu'il est au plus haut

point vraisemblable que le développement
des éléments nerveux d'un individu, leur
différenciation anatomique, est en raison du
développement intellectuel de cet être, il sera
naturel de conclure que, même chez l'adulte,
un développement ultérieur des neurones est
possible de la manière indiquée. Ce serait là
un cas de plasticité organique du neurone,
qui offre d'ailleurs une phase d'involution
régressive telle qu'on l'observe indubitable-
ment, non seulement avec le progrès de l'âge,
mais dans les maladies mentales.

L'hypothèse histologique de Tanzi[1] et de
Lugaro[2] sur la structure et les fonctions des
organes psychiques du télencéphale, chez les
vertébrés supérieurs, dérive de celle de
Ramon y Cajal qui, dès 1893, émettait l'hypo-

---

1. Euo. TANZI. — « I fatti e le induzioni nell' odierna
istologia del sistema nervoso ». *Riv. speriment. di
fren.*, etc. (1893), XIX, 51. Voir notre exposition de l'hypothèse de ce savant dans notre livre « Le système nerveux central, structure et fonctions, histoire des théories
et des doctrines », Paris, Carré et Naud, II, p. 1648-1649.
2. E. LUGARO. — « Nuovi dati e nuovi problemi nella
patologia della cellula nervosa ». *Riv. di patol. nerv. e
mentale*, 1896, I, 303 sq. — Cf. « Le système nerveux central », p. 1756 et *passim*.

thèse suivante : On pourrait supposer que, chez l'adulte, l'exercice et l'application cons· tante de l'intelligence, puisqu'ils ne peuvent produire de cellules nouvelles, — les cellules nerveuses ne se multiplient plus après la période embryonnaire, — portent un peu plus loin le développement des expansions protoplasmiques et des collatérales nerveuses, en forçant l'établissement de connexions nouvelles, plus longues, plus étendues. Mais, si tout semble indiquer, au sentiment de Cajal, que l' « architecture » des centres fonctionnels de l'écorce cérébrale n'est pas absolument fixe, qu'il existe peut-être un facteur histologique variable, auquel on puisse rapporter les changements infinis du travail mental, l'illustre histologiste espagnol n'en oppose pas moins les *faits* suivants, qu'il a directement observés, à l'hypothèse de l'amiboïsme des cellules nerveuses.

1° Les arborisations et expansions, tant nerveuses que protoplasmiques, du cervelet, du bulbe olfactif, des ganglions acoustiques centraux, du lobe optique, etc., présentent constamment la même extension, la même

forme, le même degré de rapprochement
entre les corps cellulaires, quel que soit le
genre de mort de l'animal (chloroforme, hé-
morrhagie, empoisonnement par le curare, la
strychnine, etc.) ; 2° les arborisations nerveuses terminales de la rétine et du lobe
optique, chez les reptiles et les batraciens,
offrent toujours le même aspect, que les
organes soient plongés dans l'état de repos
au moment de la mort (animaux sacrifiés après
un long séjour dans l'obscurité) ou qu'ils
soient excités (animaux exposés plusieurs
heures au soleil).

Dans les plus graves altérations des prolongements cellulaires résultant de l'éthérisation intense ou prolongée, jamais Micheline
Stéfanowska n'a observé de rétraction ou de
raccourcissement des dendrites chez les mammifères, comme l'avait gratuitement postulé
la théorie de l'amiboïsme nerveux, théorie
uniquement fondée, nous l'avons montré, sur
une spéculation, d'ailleurs donnée pour telle,
de Rabl-Rückhard, et sur des observations
que Wiedersheim a lui-même reconnues sans
force probative en la matière. Nous reprodui-

sons ici une page de Stéfanowska relative à la fameuse théorie histologique du sommeil :

« Mathias Duval et Manouelian voient dans l'état perlé l'indice de mouvements amiboïdes exécutés par les cellules nerveuses. Les conclusions que j'ai tirées de mes propres expériences sont différentes. J'admets, en effet, que les perles ne sont autre chose que des gouttelettes liquides, produites par une dissociation des substances protéiques. De plus, malgré des études patientes, *je n'ai jamais pu observer de rétraction ni de raccourcissement des dendrites* proprement dits. J'ai observé uniquement la rétraction des appendices piriformes, sous l'influence de chocs violents, dans l'électrisation du cerveau ou dans l'anesthésie profonde, qui n'est en somme qu'une forme particulière d'empoisonnement. En d'autres termes, *la disparition des appendices piriformes était partout provoquée par des causes anormales.*

« Par contre, *chez l'animal profondément endormi* après une longue marche, *j'ai trouvé que toute l'écorce cérébrale présentait abso-*

*lument le même aspect que celui qu'elle a
d'habitude chez les animaux éveillés et sains*[1],
c'est-à-dire que l'écorce était exempte de
perles et que les appendices piriformes
étaient étalés et nombreux.

« De même, j'ai observé que l'éthérisation à
un très faible degré ne modifie pas l'écorce
d'une manière évidente. Pour obtenir l'état
variqueux dans le cerveau, j'ai dû toujours
recourir à des moyens violents... Les mêmes
raisons m'empêchent de partager l'opinion de
J. Demoor et celle de Renaut, qui attribuent
la production des perles à une réaction physiologique normale du protoplasma des cellules nerveuses. »

Un autre expérimentateur, un professeur
d'Iéna, M. E. Ziegler, qui a publié, dans les
travaux de laboratoire de l'Institut Solvay
une communication intitulée : *La base cytologique de l'instinct et de la mémoire*, communication dont je n'ai pas à examiner la doc-

---

1. M. Stefanowska. — « Étude histologique du cerveau dans le sommeil provoqué par la fatigue ». *Journal
de neurologie*, 1900, 20 Mai.

trine, rejette également par-dessus bord, avec l'amiboïsme des cellules nerveuses, les paralogismes des partisans de cette fiction physiologique. Voici en quels termes il parle de la *plasticité des neurones* : « Mais prenons garde de nous faire une idée exagérée de la plasticité des neurones. Dans le neurone, à l'état normal, la plasticité a des limites très restreintes. Suivant la théorie émise dans la première partie de cet essai, — pour tout ce que l'individu a appris, pour ses souvenirs et pour ses habitudes, la base cytologique consiste dans les rapports des panaches des neurones : *la rétraction de ces panaches amènerait l'effacement des souvenirs* et même la *perte de toute individualité mentale.* Il est difficile d'admettre que pareil phénomène soit ordinaire ou même qu'il ait lieu *tant que la cellule est à l'état normal; c'est pourquoi nous ne pouvons pas partager l'opinion de Mathias Duval, que, dans le sommeil, les panaches seraient contractés.* Il semble impossible que, brusquement, au réveil, toutes les branches retrouvent instantanément leurs rapports préexistants, et que cette condition indispensable de l'identité du moi se trouve ainsi exposée à d'aussi considérables variations. Je pense que la rétraction des panaches n'a lieu que dans les cas extrêmes où la perte des souvenirs existe réellement, comme dans certaines maladies. Les maladies du cerveau ont fourni la preuve de la dépendance qui existe entre la rétraction des prolongements d'une part, et la dissolution des associations ou la perte des souvenirs, d'autre part. »

C'est le cas de rappeler ici avec éloge, comme l'a toujours fait Stéfanowska, les beaux travaux des auteurs français, tels que Klippel et Azoulay, sur les lésions histologiques de la paralysie générale [1]. Ces auteurs ont décrit, avec l'imprégnation de Golgi, les déformations et les fragmentations dégénératives des prolongements protoplasmiques des grandes cellules pyramidales aux épines abrasées, dont la tige, les expansions latérales et basilaires subissent les mêmes processus involutifs. Je ne parle pas des lésions des-

---

1. *Arch. de neurol.*, 1894, XXVIII, 81.

tructives du cytoplasma, du noyau et du nu-
cléole, de la lésion de Tuczek, des altérations
s'étendant, à des degrés différents, aux autres
cellules pyramidales, aux cellules de Marti-
notti, aux cellules polymorphes du cerveau
comme aux neurones du cervelet. Ce n'est
pas le lieu, en effet, de faire l'anatomie et la
physiologie pathologiques de la paralysie générale, étude devenue facile en France, après
Pierret et Joffroy qui, avec Tuczek, Zacher,
Binswanger, Targowla, etc., ont nettement
aperçu la pathogénie des symptômes de la
paralysie générale et ont constitué la théorie
parenchymateuse de cette affection, à une
époque où la méthode élective pour l'étude
de la névroglie, de Weigert, n'avait point
fourni le réactif en quelque sorte infaillible
du primat des altérations de l'élément nerveux.

Les nouvelles recherches sur les lésions
destructives du névraxe dans la paralysie générale et dans le tabes permettent d'étendre
les modifications de structure et de texture
du neurone non seulement à l'écorce du cerveau et du cervelet, mais à tout ce que Ma-

gendie, d'un seul mot, appelait l'encéphale, ganglions de la base, mésencéphale, rhombencéphale, moelle épinière, etc. Or, le phénomène qui, chez un paralytique général, frappe entre tous à une période plus ou moins précoce du mal, c'est la destruction progressive et lente de l'intelligence, d'ailleurs précédée, selon la remarque de Parchappe, de troubles multiples de la sensibilité générale et spéciale, entraînant d'autres altérations fonctionnelles de la motilité volontaire ou réflexe.

Les lésions de nature trophique, la dégénérescence fibrillaire de Tuczek, lésions dégénératives, pathognomoniques de la démence, déclarent assez l'origine du mal. C'est à la dégénérescence et à la raréfaction des éléments nerveux qu'on doit attribuer la prolifération des cellules et des fibres de la névroglie dans la couche moléculaire, dans celle des pyramides et des cellules polymorphes. La loi de Weigert règne et gouverne. Nissl n'a jamais trouvé de leucocytes dans les espaces lymphatiques péricellulaires des paralytiques au cours des méningites et des

encéphalites, encore moins dans le cytoplasma des cellules nerveuses ; les noyaux
groupés autour des cellules, en particulier
au point d'origine du cylindraxe, sont des
noyaux de névroglie (Ramon y Cajal, Lugaro).
Contrairement aux anciennes doctrines, les
symptômes corticaux de la paralysie générale
peuvent se manifester sans qu'il existe, enseigne Nissl, aucune altération des vaisseaux
sanguins ni lymphatiques du pallium. Si
cette lésion existe, comme on en tombe généralement d'accord en France, il n'y aurait
point de rapport étiologiqne possible entre
les lésions vasculaires et celles du tissu nerveux.

Quoi qu'il en soit, la lésion primitive porte
ici sur la cellule nerveuse et sur ses prolongements protoplasmiques. Les cellules pyramidales de l'écorce cérébrale, comme les cellules de Purkinje de l'écorce cérébelleuse,
subissent l'atrophie variqueuse, prennent
l'aspect moniliforme et apparaissent comme
ébranchées. On doit alors parler, avec les auteurs que nous avons cités, avec Micheline
Stéfanowska, de la perte, — du fait de l'é-

branchement de ces ramures protoplasmiques dont le tronc est mort, — de la perte de la mémoire et de l'effacement des souvenirs, du naufrage des états de conscience antérieurs, de l'enlizement de toute individualité intellectuelle et morale, voire des instincts primordiaux, des réflexes les plus solidement organisés dans la race et dans l'espèce.

Le songe de la vie est terminé, et, cette fois, les conditions d'un sommeil sans réveil et sans rêves sont réalisées par défaut de contact entre les branches mortes ou disparues de la forêt des neurones. Les molécules des neurones nécrobiosés rentrent dans les éléments de l'eau, de la terre et de l'air. Ce drame nous frappe surtout dans l'homme arrivé à la force de l'âge, parfois en pleine maîtrise apparente de son génie d'artiste ou de savant. Ce n'est pourtant qu'un épisode tragique de notre commune destinée ; nous mourons d'ordinaire plus tard et sans que notre destruction mentale reconnaisse la cause spéciale à laquelle succombent les paralytiques. Mais l'affaiblissement et l'effacement progres-